MONOGRAPHIE

DES

HÉMORRHOÏDES

OU

TRAITÉ PRATIQUE DE CES MALADIES

PAR

LE DOCTEUR ANDRÉ LEBEL

Bachelier ès Lettres, Bachelier ès Sciences, Docteur en Médecine
de la Faculté de Paris, Pharmacien de première classe
de la même Faculté, ex-Médecin sanitaire commissionné par Son Excellence le Ministre de
l'Agriculture et du Commerce,
et attaché aux Stations du
Levant et de l'Afrique ;
membre de la Société Impériale Zoologique d'Acclimatation,
membre de l'Académie nationale des Sciences,
Arts et Manufactures, etc.

PREMIÈRE ÉDITION

Prix : 2 francs.

PARIS
CHEZ F. MOREAU, LIBRAIRE
Palais-Royal
Péristyle du Palais, 182-183, en face la Galerie d'Orléans ;
ET CHEZ L'AUTEUR
68, rue de Saintonge

MONOGRAPHIE

DES

HÉMORRHOÏDES

PARIS. — IMPRIMERIE MORRIS ET COMPAGNIE
Rue Amelot, 64.

MONOGRAPHIE

DES

HÉMORRHOÏDES

OU

TRAITÉ PRATIQUE DE CES MALADIES

PAR

LE DOCTEUR ANDRÉ LEBEL

Bachelier ès Lettres, Bachelier ès Sciences, Docteur en Médecine de la Faculté de Paris, Pharmacien de première classe de la même Faculté, ex-Médecin sanitaire commissionné par Son Excellence le Ministre de l'Agriculture et du Commerce, et attaché aux Stations du Levant et de l'Afrique; membre de la Société Impériale Zoologique d'Acclimatation, membre de l'Académie nationale des Sciences, Arts et Manufactures, etc.

PREMIÈRE ÉDITION

Prix : 2 francs.

PARIS

CHEZ F. MOREAU, LIBRAIRE

Palais-Royal

Péristyle du Palais, 182-183, en face la Galerie d'Orléans ;

ET CHEZ L'AUTEUR

68, rue de Saintonge

1858

PRÉFACE

Connues dès l'antiquité, les hémorrhoïdes ont toujours été la maladie la plus répandue. Dans ces dernières années, en France, d'après les relevés statistiques, cette affection est devenue si commune, que ceux qui en sont exempts forment aujourd'hui l'exception. Eh bien! qui le croirait? malgré l'ancienneté de la maladie, malgré son développement considérable, il n'en est pas une en médecine dont l'histoire soit si peu avancée.

Lorsqu'il existe dans les bibliothèques publiques, et même dans celles particulières, une quantité prodigieuse de manuscrits, de mémoires, d'in-folios sur une seule des mille misères qui affligent notre pauvre humanité, à peine rencontre-t-on çà et là quelques fragments, quelques thèses sur les hémorrhoïdes. Le père de la médecine, HIPPOCRATE, est encore celui qui a le plus longuement et savamment disserté sur cette maladie.

Nous sommes persuadé que cette espèce de mutisme, à l'endroit des hémorrhoïdes, tient à ce préjugé aussi vieux, aussi enraciné que la maladie elle-même, *qu'il est toujours dangereux de toucher aux hémorrhoïdes.* On dirait que l'on a même eu peur d'écrire sur ce sujet, d'y toucher du bout de la plume. Aussi, qu'arrive-t-il? De là pauvreté dès investigations, des recherches, de la pauvreté des documents et de l'histoire des hémorrhoïdes est née l'ignorance, qui n'emporte toujours avec elle que doutes et ténèbres. Les opinions les plus diverses, les plus erronées, les plus contradictoires se sont manifestées, non seulement sur l'étiologie (*les causes*) des hémorrhoïdes (ce qui serait bien pardonnable malgré notre manie *icarienne* de vouloir tout expliquer), mais encore sur le traitement de l'affection hémorrhoïdale. Cette maladie, le plus souvent bénigne à son début, qu'il serait si facile de guérir, est surtout exaspérée par des méthodes empiriques et barbares. Les uns les coupent, les tenaillent, d'autres se contentent de les brûler, de les irriter en les frottant jusqu'au sang à l'aide de brosses dures, de pinceaux. Enfin, le plus grand nombre se hasarde *timidement* à appliquer sur la région anale, qu'il y ait ou qu'il n'y ait pas de tumeurs, une foule d'onguents, d'emplâtres plus ou moins polypharmaques.

Tout le monde, en général, s'attache aux phénomènes extérieurs, à l'effet, sans se préoccuper en quoi que ce soit des causes.

Est-ce ainsi que l'on procède dans les sciences? Ne cherche-t-on pas, au contraire, par inductions, par déductions logiques, à élucider, à rendre l'effet palpable, intelligible, par la connaissance des causes? Pour nous, empruntant aux anciens chirurgiens, empruntant aux maîtres actuels de la science les idées émises sur la cause probable des hémorrhoïdes, nous appuyant sur les faits anatomiques, nous avons surtout cherché à combattre, à détruire cette cause. (*Sublatâ causâ, tollitur effectus.*)

Considérant l'affection hémorrhoïdale au début comme des varices des veines du rectum, nous avons dirigé nos recherches de ce côté, nous

nous sommes surtout appliqué à modifier la constitution, la prédisposition souvent héréditaire des personnes atteintes d'hémorrhoïdes, et, cela, à l'aide de soins hygiéniques et prophylactiques. Associant dans de sages proportions des plantes qui jouissaient d'une grande réputation dans l'antiquité, mais à peu près abandonnées aujourd'hui, telles que les *teucrium, scordium, chamœdrys, chamœpytis, l'achillea millefolium,* nous avons pu réussir à calmer, à arrêter infailliblement, dans l'espace de deux ou trois jours, les douleurs ou les hémorrhagies les plus considérables. Nous avons pu réussir à guérir radicalement, dans l'espace de quelques semaines, une maladie *que l'on ne pouvait pas, que l'on ne devait pas même essayer de guérir.* Nous n'avons pas voulu (l'eussions-nous pu !) faire un traité *ex professo* sur les hémorrhoïdes; nous nous sommes surtout attaché à combattre le préjugé du danger de la suppression des hémorrhoïdes; nous voulons garantir d'innombrables malades d'accidents dans l'avenir, en suivant, au début de la maladie, une médication facile, préventive. Nous ne nous en attendons pas moins à voir cette innocente monographie bien diversement appréciée, bien éreintée. Pour quelques-uns, les plus indulgents, nous serons simplement téméraires, audacieux; pour le plus grand nombre, nous serons impies, sacriléges, d'avoir osé pénétrer jusque dans le Saint des saints. Pour nous, nous avons confiance dans notre œuvre, nous croyons fermement rendre service à tous.

Monographie des Hémorrhoïdes

I

DES

TUMEURS HÉMORRHOÏDALES

Qu'entend-on par hémorrhoïdes ?

Le médecin qui aurait été peu à même d'observer les affections hémorrhoïdales, et qui voudrait se former une opinion en consultant les auteurs anciens ou modernes, serait fort en peine de répondre à cette question.

Il règne, en effet, parmi les médecins de l'antiquité et même parmi ceux de nos jours, une si grande diversité d'opinions, qu'après avoir lu et consulté, il ne reste dans l'esprit que doutes et ténèbres. En effet, *Galien* ne trouve qu'une simple nuance entre l'hémorrhagie, qui, d'après lui, présente une effusion abondante de sang, et l'hémorrhoïde qui n'offre qu'un suintement lent et modéré.

Sthal, *Hoffmann*, pour préciser davantage, proposent de nommer *flux hémorrhoïdal* tout écoulement sanguin dépendant d'affections hémorrhoïdales; *hémorrhoïdes*, les tumeurs qu'ils envisagent comme des dilatations nerveuses.

Dans ces derniers temps, les auteurs ne sont pas plus précis.

Pour *MM. Delaroque* et *Récamier*, le terme hémorrhoïde entraîne toujours avec lui l'idée d'une hémorrhagie, et, conséquemment, ne peut être appliqué aux tumeurs en particulier. Ils appellent simplement *hémorrhoïdes* les tumeurs qu'ils regardent comme dues à la dilatation variqueuse des veines hémorrhoïdales. L'expression du flux hémorrhoïdal ne donne l'idée que d'une partie de la maladie, puisque ce flux n'existe jamais indépendamment des tumeurs ; qu'on ne peut appeler hémorrhoïdes en particulier sans être en contradiction avec la signification du mot, et d'autant plus qu'elles ne rendent pas toujours du sang. Nous croyons donc parler plus juste en désignant *la réunion du flux et des tumeurs* sous le nom générique d'*hémorrhoïdes*, réservant celui de tumeurs hémorrhoïdales aux tubercules en particulier.

II

DÉFINITION — HISTOIRE

Pour nous, le mot *hémorrhoïde*, de *αἷμα*, sang, et *ῥέω*, je coule, primitivement employé comme synonyme d'hémorrhagie, sert à désigner aujourd'hui certaines tumeurs sanguines qui se forment à la partie inférieure du *rectum*, ou bien un flux sanguin qui a lieu par le même point, et qu'il est plus convenable cependant de désigner sous les noms de flux hémorrhoïdal.

Les tumeurs hémorrhoïdales, avec leurs complications si diverses : *hémorrhagie*, *chute du rectum étranglement*, *gangrène*, *écoulement muqueux*, et surtout *la cachexie*, *le dépérissement* qu'elles entraînent, constituent une affection assez redoutable pour réclamer impérieusement de notre art une méthode curative assurée, reposant sur des bases solides, sur des faits palpables.

« Ces tumeurs, dit *Dupuytren*, peuvent exister toute la vie, sans occasionner une gêne considérable; mais souvent, aussi, elles sont la cause d'accidents graves, qui compromettent la vie du malade et qui se terminent infailliblement par la mort s'ils ne sont pas combattus. »

Les célèbres *Copernic* et *Arius* succombèrent à une hémorrhagie hémorrhoïdale.

Si, le plus souvent, les hémorrhoïdes constituent une incommodité, une infirmité, plutôt qu'une maladie grave, ne réclamant du médecin que des moyens thérapeutiques, locaux ou généraux, purement palliatifs, il est d'autres cas où l'abandon des hémorrhoïdes aux seules ressources de la nature devient une coupable inaction.

En effet, lorsque les tumeurs hémorrhoïdales sont nombreuses, étendues à toute la surface de l'anus, lorsqu'elles sont volumineuses, elles diminuent très-peu, après chaque fluxion, malgré de fréquentes hémorrhagies. Les bourrelets hémorrhoïdaux deviennent alors l'occasion d'accidents graves, qui ne tardent pas à plonger le malade dans un état particulier de *spleen*, de dégoût de la vie, de marasme; état affreux, qui, sous peine de la vie, réclame le secours du médecin.

Nous croyons utile de tracer ici, en quelques mots, un tableau *symptomatique*, qui, bien qu'incomplet, sera pourtant, nous l'espérons, aussi exact, aussi fidèle que possible. Notre intention n'est point d'assombrir une peinture trop fidèle, hélas! Ce que nous voulons, c'est faire éviter, à quiconque est atteint d'hémorrhoïdes, les accidents terribles auxquels l'expose cette maladie ; et cela, à l'aide de préceptes hygiéniques; à l'aide d'une médication simple, rationnelle.

Sous l'influence de pertes excessives de sang et d'humeurs, survient une grande faiblesse. Le malade présente une pâleur de la face et une teinte jaune-paille semblables à de la cire; les conjonctives et les lèvres sont décolorées; la figure offre une expression d'abattement, de souffrance inexprimables; l'œil est fixe, terne, cerné, irascible, inquiet. Le malade se plaint d'un malaise général, d'un affaiblissement extrême. La parole est lente, pénible; tantôt il parle de la mort prochaine, et quelquefois même des idées de suicide lui surviennent; tantôt il tombe dans une apathie, une mélancolie profonde, qu'on ne peut vaincre; souvent aussi on remarque une céphalalgie frontale, un affaiblissement de la vue.

Les fonctions digestives sont troublées,

perverties; l'appétit est nul; une diarrhée abondante alterne quelquefois avec une constipation opiniâtre ; et à chaque effort pour aller à la selle, survient une hémorrhagie qui se mêle aux matières fécales; conditions nouvelles et incessantes d'augmentation de cet affaiblissement où se trouve le malade.

On observe des troubles non moins graves du côté du cœur; des palpitations nerveuses, fatigantes, s'exagérant sous la moindre influence. Chez les femmes encore réglées, la menstruation devient irrégulière, quelquefois même les règles se suppriment tout à fait; ou bien des hémorrhagies, par altération du sang, s'ajoutent tantôt à l'écoulement sanguin, tantôt à l'écoulement muqueux par l'anus ou même à tous les deux.

A cette époque, on voit ordinairement se développer une fièvre de consomption. La peau devient chaude et se couvre d'une sueur froide, visqueuse, abondante. Dans ces graves circonstances, la médecine doit intervenir.

Entre une répercussion (1) plus que problématique et l'épuisement du malade, l'hémorrhagie quelquefois foudroyante, la dégénérescence cancéreuse des tumeurs hémorrhoïdales, l'hésitation n'est plus permise : *C'est une question de vie ou de mort.* Bientôt, en effet, éclate un immense désordre dans la santé générale. La dégénérescence cancéreuse des tumeurs hémorrhoïdales et même du *rectum* ne tarde pas à s'établir. Que faire? Quels moyens opposer à cette terrible affection? Nous ne parlerons que pour mémoire *des topiques* sous toutes les formes, *de la compression, de la ligature, des caustiques minéraux, du fer rouge;* tous ces moyens sont impuissants.

(1) Nous disons entre une répercussion plus que *problématique*, nous pourrions dire entre un préjugé, une niaiserie. Le danger de la répercussion n'est qu'un vain mot, et cela d'après les chirurgiens les plus distingués de notre époque, les maîtres de la science. Cette question est, du reste, traitée *in extenso* à la page 37 de ce livre.

Il ne reste plus que les chances aussi douloureuses que peu certaines des ciseaux et du bistouri du chirurgien. A cette période de la maladie, on ne peut plus songer un seul instant à pratiquer *l'excision* des tumeurs; le mps presse, le malade ne saurait supporter toutes ces pertes de sang et de mucosités ; il faut employer un moyen prompt, énergique, qui jugule le mal à l'instant. Ce moyen, cette planche de salut, ce sont les préparations de *scordium*. Eh! qu'on ne nous taxe pas de charlatanisme: en présence d'un danger imminent, *lorsqu'il y a mort d'homme*, le mensonge, l'impudeur, *le charlatanisme* en un mot, seraient tout autant condamnables que l'inaction.

Confiants dans notre parole d'honnête homme, d'homme convaincu, que le malade, que le médecin essayent; la médication est jugée en vingt-quatre heures. Les faits sont là !

III

SIÉGE DES HÉMORRHOÏDES

Avant d'entrer dans quelques détails sur la nature et le siége des hémorrhoïdes, nous croyons nécessaire, pour être bien compris de nos lecteurs, de dire quelques mots sur la structure de l'anus et le mécanisme de la défécation, attendu que cette structure, ce mécanisme jouent un rôle important dans la production des tumeurs hémorrhoïdales.

L'anus est l'ouverture qui termine inférieurement le canal digestif. Cette ouverture est située dans l'intervalle des fesses, à un pouce environ au-devant du coccyx. La peau qui recouvre les bords de l'anus est mince, plus colorée que celle des parties voisines, humectée par un fluide onctueux. Cette peau s'enfonce dans l'ouverture anale, pour se continuer dans la muqueuse de l'intestin. Sur les téguments du pourtour de l'anus, on remarque une foule de plis rayonnés convergeant vers l'orifice. C'est à la faveur de ces plis que l'anus peut acquérir l'étendue, quelquefois très-grande, que nécessite l'expulsion des matières fécales, sans que la peau soit exposée à se rompre. C'est dans leurs intervalles qu'existent le plus souvent les fissures; fissures qui peuvent, parfois, dans un effort violent de défécation, donner du sang, mais qu'on ne saurait confondre avec le flux hémorrhoïdal, ce dernier ayant, le plus souvent, sa source dans les tumeurs internes. La muqueuse du *rectum*, à son extrémité inférieure, n'est unie à la tunique musculaire que par une lame celluleuse; aussi est-elle facilement entraînée au dehors par le poids des hémorrhoïdes.

Les tumeurs hémorrhoïdales ont leur siége primitif tantôt à la circonférence de l'anus, immédiatement en dehors, ou en dedans de cette ouverture; mais au début de la maladie, presque toujours en dedans de l'anus, autour duquel elles forment un anneau. Dans l'intérieur du *rectum*, elles sont ordinairement plates et à peu de distance de l'anus; cependant, en raison de leur nombre et de leur volume, elles occupent quelquefois un espace considérable, et on a vu l'intestin tout entier être envahi par elles. La peau fixe le plus souvent les tumeurs hémorrhoïdales externes et ne leur permet pas de déplacement. Il n'en est pas de même pour les tumeurs hémorrhoïdales internes; celles-ci, entraînées par leur propre poids, lorsqu'elles ont acquis un certain volume, poussées vers l'anus dans les efforts pour aller à la selle, tendent à descendre et finissent souvent par franchir l'orifice anal, devenant ainsi externes, d'internes qu'elles étaient primitivement. Ce déplacement est temporaire ou permanent ; dans les commencements, les tumeurs internes ne deviennent externes que lorsqu'on se présente au cabinet, après une station debout prolongée, un mouvement violent, des exercices gymnastiques prolongés, une constipation opiniâtre; mais, bientôt, ces causes cessant, les tumeurs, qui avaient augmenté de volume, s'affaissent, et la muqueuse, en raison de son élasticité, les ramène dans l'intestin. Au bout de quelque temps, toutefois, cette élasticité se perd ; la muqueuse ne revient plus sur elle-même, les tumeurs ne remontent plus et restent définitivement externes.

IV

FORME ET VOLUME

Dans le début, presque toutes les tumeurs hémorrhoïdales sont globuleuses, arrondies ou aplaties, et d'un volume peu considérable, variant entre le volume d'un pois et celui d'une noix; plus tard, leur forme et leur volume varient suivant le siége qu'elles occupent. Les tumeurs primitivement externes restent ordinairement plates et peu volumineuses; les tumeurs internes, au contraire, soit qu'elles restent dans l'intestin, soit qu'elles descendent jusqu'à l'anus, distendent la membrane muqueuse et présentent des formes irrégulières et un volume considérable. Le volume des tumeurs hémorrhoïdales n'est pas toujours proportionné à l'ancienneté de la maladie, et il varie, dans différents individus, depuis le volume d'une petite cerise jusqu'à celui d'un œuf de poule.

V

NOMBRE

—

Le nombre des tumeurs hémorrhoïdales est variable ; dans quelques cas, il n'existe qu'une seule tumeur, soit externe, soit interne; le plus ordinairement, on en rencontre trois, quatre, six et même davantage. Les tumeurs externes forment alors une espèce de bourrelet et ne sont séparées les unes des autres que par des sillons plus ou moins profonds; quelquefois même ces sillons disparaissent par suite de l'inflammation, de l'ulcération des parois muqueuses qui les constituent. Les tumeurs sont alors soudées les unes aux autres, forment des masses irrégulières qui imitent, parfois, la disposition d'une grappe de raisin étant implantées plusieurs sur un même pédicule.

VI

ASPECT

Les tumeurs externes sont recouvertes, du côté de l'anus, par la membrane muqueuse du *rectum*, qui se continue avec la peau qui les recouvre en dehors ; celle-ci offre les plis rayonnés, qui s'étendent sur les tumeurs en sillons plus ou moins profonds. Les tumeurs internes, quel que soit leur siége actuel, sont entièrement recouvertes par la muqueuse du *rectum*, d'un rouge plus ou moins vif; mais elle devient pâle lorsque les tumeurs sont devenues externes.

En général, l'aspect que présentent les tumeurs hémorrhoïdales varie, ainsi que le volume et plusieurs autres des caractères physiques de ces tumeurs, tels que la couleur, la consistance, suivant le siége primitif de la maladie, l'état de la circulation dans le *rectum*, les altérations qu'ont subies les vaisseaux et les parties voisines.

Lorsque la maladie n'est pas trop invétérée, *sous l'influence de la poudre et des pilules de scordium, s'établit une pression qui fait refluer le sang dans les vaisseaux du rectum et qui rétablit la circulation. Les tumeurs s'amollissent, s'affaissent et diminuent peu à peu de volume ; la membrane qui les recouvre reprend sa couleur naturelle, les vaisseaux reprennent leur calibre ordinaire, les tumeurs disparaissent entièrement, et la guérison est complète.*

Mais lorsque la maladie est ancienne, lorsque la congestion est considérable, que le sphincter externe, en raison du volume et du nombre des tumeurs, de la douleur éprouvée par le malade, du ténesme, de la contraction spasmodique qu'il subit, exerce une constriction telle que la circulation est interceptée entre les tumeurs qui ont franchi l'anus et l'intestin, celles-ci sont tuméfiées, dures, noirâtres ou même noires; *les hémorrhoïdes sont alors dites étranglées.*

La compression peut amener ces résultats en quelques instants; mais qu'elle vienne à cesser, les tumeurs s'affaissent; elles se présentent sous la forme de bourses vides, ridées, flétries, pâles; plus tard, les téguments sont hypertrophiés, indurés et forment alors des espèces de tubercules qui, bientôt eux-mêmes, ne tardent pas à se transformer en tissu squirrheux *ou cancéreux.*

VII

NATURE

DES

TUMEURS HÉMORRHOÏDALES

Des opinions très-différentes ont été émises, relativement à la structure des tumeurs hémorrhoïdales, et, de nos jours encore, les auteurs sont loin d'être d'accord sur ce point. Ainsi, *Boerhaave*, *Morgagni*, déclarent positivement, dans leurs ouvrages, que les hémorrhoïdes ne sont autre chose que des dilatations variqueuses des veines du *rectum*. *Hippocrate* est du même avis, ainsi que l'on peut s'en convaincre, par le passage suivant :

« Si la bile et la pituite s'arrêtent aux veines du *rectum*, le sang s'échauffe ; en s'échauffant, il distend les veines ; cela y fait aborder le sang voisin, attiré par la chaleur; étant donc fort pleines, elles forment un gonflement autour de l'anus ; les extrémités des petites veines s'y élèvent particulièrement, et font une tumeur qui est froissée par les matières fécales lors de leur sortie ; elles lâchent alors le sang qui s'était amassé; il sort même ensuite, sans être pressé par les matières fécales. »

En effet, dit *Ledran*, rien ne favorise le cours du sang dans les veines hémorrhoïdales, où il doit remonter contre son propre poids, et bien des choses tendent même à le retarder : 1° Les gros excréments qui séjournent dans l'intestin en écartent les parois, et alors les différents points d'appui qu'ils y font sont autant de digues qui gênent le retour du sang, non dans les grosses veines, car elles rampent sur la surface extrême de l'intestin, mais dans tous les capillaires qui entrent dans sa composition. 2° Lorsque ces gros excréments, poussés par d'autres, s'approchent de l'anus, la pression successive qu'ils font aux parois internes de l'intestin qu'ils écartent y refoule le sang dans les veines et suspend son cours pour ce moment; cela ne peut se faire sans que les parois des veines mêmes soient écartées, à proportion, par la colonne de sang qui les remplit. 3° Dans les efforts que nous faisons pour aller à la selle ou pour quelque autre motif, la contraction des muscles du bas-ventre et du diaphragme pousse vers le bas toutes les parties qui sont flottantes dans l'abdomen, et ces parties appuyant sur celles qui sont placées dans le bassin, elles y gênent encore le retour du sang veineux, non-seulement dans les grosses veines, mais encore dans les capillaires, qui, n'étant pas d'un tissu assez fort pour résister à la colonne du sang, qui tend toujours à les dilater, peuvent devenir variqueuses. Eh bien! aujourd'hui, malgré les opinions des *Béclard*, des *Laennec*, *Delpech*, *Boyer*, *Récamier*, *Jobert de Lamballe*, qui regardent les hémorrhoïdes tantôt comme du tissu érectile de nouvelle formation, des granulations, des kystes sanguins du tissu cellulaire, des distensions primitives des veines hémorrhoïdales, il faut encore en revenir à reconnaître, après tant de siècles et de débats, reconnaître et dire, avec *Hippocrate*, que les tumeurs hémorrhoïdales ne sont que des dilations variqueuses des veines du *rectum;* telle est notre opinion, et surtout telle est celle des chirurgiens les plus distingués : *Sthal*, *Morgagni*, *J. L. Petit*, *Boerhaave*, *Pinel*, *Dupuytren*, *S. Cooper*, *Flandin*, *Amussat*.

VIII

CAUSES

PRÉDISPOSANTES, OCCASIONNELLES

Les causes qui donnent naissance aux hémorrhoïdes sont très-nombreuses; ainsi l'hérédité, une prédisposition particulière, les travaux de cabinet sédentaires et intellectuels (un grand nombre d'ecclésiastiques, de magistrats en sont malheureusement atteints). La position assise, une constipation habituelle, le défaut d'exercice chez les gens riches, l'âge, le sexe, la constitution, le tempérament, les saisons, etc., sont des causes prédisposantes; mais il est bien évident pour nous que des aliments trop abondants, des viandes noires, l'usage de vins généreux, de boissons alcooliques, des épices, etc., favorisent singulièrement la production de cette maladie. La constipation habituelle, que nous indiquons comme une des causes fréquentes de l'affection hémorrhoïdale, agit par un effet mécanique; la compression prolongée des veines de l'intestin, en déterminant la dilatation de ces vaisseaux, en s'opposant au retour du sang, fait naître *les dilatations ou varices*, les hémorrhoïdes, en un mot. On sait, en effet, qu'il n'est pas besoin d'une force bien considérable pour arrêter la circulation dans les veines, en général; témoin la compression facile des veines superficielles du bras; à plus forte raison, le plus léger obstacle mécanique déterminera-t-il la stase du sang dans les veines rectales, dépourvues de valvules. Enfin, la circulation abdominale est beaucoup plus lente que celle des autres régions du corps.

La grossesse, les tumeurs qui compriment le rectum et y arrêtent la circulation ont été signalées, et à juste titre, parmi les causes occasionnelles. Mais il est un autre ordre de causes que nous devons surtout signaler. Nous voulons parler de l'usage immodéré des purgatifs drastiques, et surtout *des préparations d'aloès*. Ces dernières, *grâce à un nom fameux*, ont pris dans ces dernières années une importance considérable ; aussi, depuis dix ans, le nombre des personnes atteintes d'hémorrhoïdes est-il plus que décuple. Cette manière de voir, que nous adoptons complétement, est celle des maîtres de la science ; et voici en quels termes M. le professeur Trousseau, thérapeutiste et praticien des plus éminents, dont la science est à la hauteur de la renommée, formule sa pensée à l'endroit des propriétés médicales de l'aloès et des pilules purgatives, qui, presque toutes, contiennent de l'aloès : « Si l'usage de l'aloès est longtemps continué, on ne tarde pas à voir survenir des symptômes de fluxion sanguine vers les organes situés dans le bassin ; il y a chaleur, cuisson, sentiment de pesanteur à l'extrémité de l'intestin, à l'anus, excitation des organes génitaux et augmentation des appétits vénériens, besoin plus fréquent d'uriner ; chez les femmes, douleur et pesanteur dans la matrice, dans les aines, dans les reins, augmentation du fluide leucorrhéique, coliques internes, plus douloureuses au moment de règles, augmentation du flux menstruel. »

---

tant d'une ville maritime du Midi, qui par deux fois avait essayé de se suicider en se jetant à la mer.

Si les tumeurs hémorrhoïdales sont volumineuses, tendues, pleines de sang, l'émission des urines est difficile, douloureuse, surtout vers la fin de la miction, au moment où le périnée se contracte violemment. Tous ces symptômes persistent pendant un temps plus ou moins long, jusqu'à ce que l'emploi d'une médication convenable ou un flux sanguin vienne dissiper cet état de congestion. Lorsque les tumeurs hémorrhoïdales sont internes, leur diagnostic est facile, surtout si elles sont récentes, car alors elles sont molles, fluctuantes, augmentant promptement de volume sous l'influence d'un effort. Cet état de congestion diminue, ou disparaît même complétement, quand la cause déterminante n'existe plus. Mais si ces tumeurs sont déjà d'une date ancienne, elles deviennent épaisses, indurées et sans transparence. Lorsque les hémorrhoïdes sont internes, le doigt, préalablement enduit de cérat, d'un corps gras quelconque, introduit dans l'anus, peut bien faire reconnaître la nature et le siége de la maladie ; souvent aussi les efforts que fait le malade suffisent à amener au dehors les tumeurs hémorrhoïdales.

X

PRONOSTIC

Le pronostic des hémorrhoïdes est subordonné à l'ancienneté de la maladie et aux accidents qu'elle détermine. Les anciens médecins, et même la plupart de nos contemporains (*chose triste à dire*), regardent l'affection hémorrhoïdale comme un bienfait de la nature, comme une fonction accessoire *qu'il faut toujours et quand même respecter.* Cette opinion n'est pas exagérée, elle est simplement *fausse*. Si l'on a remarqué chez quelques personnes des symptômes plus ou moins graves cesser après l'établissement d'hémorrhoïdes, si l'on remarque chez quelques hémorrhoïdaires des accidents de congestion se juger par l'apparition d'un flux sanguin hémorrhoïdal, s'ensuit-il que cette maladie, *qu'une maladie puisse être un bienfait?* s'ensuit-il que l'on doive s'estimer très-heureux d'en être atteint? s'ensuit-il que l'on doive plaindre ceux qui *malheureusement* en sont exempts? C'est ainsi qu'un de nos romanciers les plus spirituels, le poëte-jardinier, prétendait que les gens marqués de la petite vérole étaient les gens les plus heureux du monde. Non! les faits heureux résultant de l'affection hémorrhoïdale sont exceptionnels, et, pour peu que l'on veuille envisager sérieusement la question que nous soulevons ici, on se convaincra facilement que les hémorrhoïdes constituent *toujours* une affection très-incommode et *souvent suivie d'accidents funestes*. Qu'un bourrelet, qu'une tumeur interne se congestionne, qu'une tumeur externe s'étrangle, se gangrène, et de l'étranglement à la gangrène il n'y a qu'une nuance, la mort en sera le résultat probable. Est-ce là du bonheur ? oui, lorsque la vie est à charge!

D'ailleurs, les hémorrhagies répétées appauvrissent, détruisent la constitution du sang. La gangrène du bourrelet hémorrhoïdal, la chute du rectum, sa dégénérescence cancéreuse, la phlébite suppurative, amènent presque infailliblement des accidents mortels.

XI

INFLUENCE

de la

SUPPRESSION DES TUMEURS HÉMORRHOÏDALES

SUR LA SANTÉ

Les anciens conseillaient de respecter *quand même* les hémorrhoïdes; et quand, après une malheureuse inaction, il fallait recourir à une opération chirurgicale, aussi douloureuse qu'incertaine, prétendaient-ils encore conserver une ou deux tumeurs dégénérées ou cancéreuses, afin de ne pas supprimer complétement le flux hémorrhoïdal. Beaucoup de médecins modernes ont adopté cette conduite, s'appuyant sur des faits rapportés par *Hippocrate* et *Galien*; mais aujourd'hui, où le temps a fait justice de cette erreur, de ce préjugé, ainsi que de bien d'autres, beaucoup de médecins et chirurgiens de nos jours, dont les noms font autorité, ont démontré qu'il était toujours possible non-seulement de modérer, de supprimer les hémorrhoïdes, mais encore d'enlever, de détruire complétement, par le fer ou le feu, des paquets hémorrhoïdaux volumineux, sans danger pour le malade. Ces opérations, ces *suppressions, dans toute la force du terme*; ces mutilations ne furent suivies d'aucun accident, le plus souvent même elles rappelèrent à la vie bon nombre de personnes, qui fussent mortes dans un bref délai. MM. *Boyer* et *Nelaton*, mes maîtres, dont la réputation est européenne, et qui ont le plus employé le fer rouge dans cette maladie, ne sont pas d'avis de réserver une seule hémorrhoïde, ainsi que le conseillaient les chirurgiens des derniers siècles, et ils en ont constaté tous les avantages. Jamais, dans les cas nombreux qu'ils ont eus à observer, ils n'ont vu la santé générale souffrir de *la suppression complète des hémorrhoïdes*, qu'elles fussent purement accidentelles ou héréditaires et constitutionnelles, alors même qu'elles étaient le siége de pertes considérables et périodiques. Au contraire, par la suppression du flux hémorrhoïdal, par la destruction complète des tumeurs, ils ont toujours remarqué une amélioration profonde et durable dans la constitution du sujet, affaibli par des pertes incessantes de sang ou de mucosités. Nous ne pouvons mieux terminer, pour l'édification complète de notre lecteur et le bien persuader, qu'en citant les paroles textuelles de M. le professeur *Nelaton* : « *Pour ce qui est de la suppression d'un flux sanguin auquel l'économie est habituée, il n'y a pas à craindre ; du reste, je n'ai jamais vu d'accident produit par cette cause.* » (Nelaton, *Leçons cliniques.*) Une des gloires de notre chirurgie, *Pierre Bérard*, enlevé à la science dans la fleur de l'âge, dit que l'affection hémorrhoïdale, produite ou favorisée par des causes toutes locales, est, dans le plus grand nombre des cas, *une affection incommode, fâcheuse plutôt que nécessaire à l'intégrité de la santé*. Rien ne prouve même que les attaques ou les fluxions hémorrhoïdaires, pour se manifester à des époques plus ou moins rapprochées, plus ou moins régulières, garantissent de maux graves les individus chez lesquels elles se montrent. En vain on voudra attribuer à la suppression des hémorrhoïdes des inflammations passagères, ophthalmies, éruptions diverses, maladies du cerveau, du poumon (inflammation que l'on pourrait plutôt attribuer à la constipation); très-souvent les hémorrhoïdes ont disparu, l'écoulement de sang a été supprimé dans des cas même où les congestions et le flux étaient périodiques, sans qu'il soit survenu aucune des maladies attribuées au prétendu danger de la suppression. La plupart de celles qui ont paru en être l'effet, parce qu'elles lui avaient succédé plus ou moins de temps après, n'avaient aucun rapport avec les hémorrhoïdes.

Car ces maladies surviennent, souvent dans les cas où l'affection hémorrhoïdale n a été en rien troublée, dans les cas même où le flux hémorrhoïdal était le plus abondant, et son apparition est loin d'avoir sur la marche des maladies l'influence heureuse qu'on lui a supposée.

Enfin, après avoir établi d'une manière péremptoire, sur des faits et en invoquant l'autorité des maîtres de la chirurgie française, que le danger de la suppression des hémorrhoïdes n'est qu'un vain mot, qu'il nous soit permis de citer notre propre expérience.

Nous avons été à même d'observer souvent chez des hémorrhoïdaires des deux sexes des hémorrhagies abondantes, arrêtées brusquement en vingt-quatre heures, ou quarante-huit heures même, *par les préparations de scordium*, et cela sans le moindre retentissement sur la santé générale. D'énormes tumeurs externes se flétrirent bientôt pour disparaître sans laisser de traces; et non-seulement les malades ne furent jamais victimes d'accidents quelconques de répercussion, mais encore sous l'influence de la médication de scordium, le dépérissement rapide et considérable du malade, la chloro-anémie, qu'entraînent si souvent à leur suite les hémorrhagies hémorrhoïdaires, disparurent comme par enchantement.

Nous avons toujours vu le traitement rappeler à la santé des malades affaiblis qui succombaient, autrefois, par suite d'hémorrhagies foudroyantes, de phlébite, de résorption purulente, après l'ablation des hémorrhoïdes par le fer ou le feu.

XII

DANGER
DE CONSERVER LES HÉMORRHOIDES

S'il est bien prouvé pour nous et la plupart des chirurgiens modernes (peut-être notre lecteur partagera-t-il notre opinion) que la modération, que la suppression même complète et radicale du flux hémorrhoïdal ne peuvent déterminer le moindre accident ultérieurement; s'il peut paraître oiseux, incommode, de suivre un traitement, qui, du reste, n'a rien de désagréable, à l'apparition de quelques douleurs passagères, de quelques gouttelettes de sang, traitement bénin qui pourrait prévenir de graves accidents plus tard ; dans combien de circonstances n'est-il pas *nécessaire*, *indispensable* de suivre ponctuellement un traitement consciencieux, bien établi, pour se débarrasser d'une affection incommode, et offrant parfois les plus grands dangers? Souvent, en effet, les hémorrhoïdes s'accusent par des douleurs vives, *déchirantes*, si nous pouvons nous servir de cette expression, qui traduit exactement notre pensée; une sensation de brûlure de fer chaud accompagne de faux besoins continuels.

Souvent les hémorrhoïdes s'accompagnent d'écoulements sanguins abondants et répétés qui compromettent la vie du malade. Que ces hémorrhagies soient ou ne soient pas pro-

duites par une lésion des veines dilatées, un traitement prompt, énergique, n'en est pas moins tracé. En effet, dans le premier cas, on supprime la seule ou la principale cause déterminante de ces hémorrhagies, *l'altération des parois veineuses;* dans le second cas, on fait disparaître l'une des causes qui favorisent l'écoulement sanguin, *les varices rectales.*

Les tumeurs hémorrhoïdales, accompagnées ou non d'hémorrhagies, finissent par s'ulcérer, se compliquer de fissures, de fistules, d'écoulements de pus. Ces derniers accidents favorisent singulièrement le développement du cancer du rectum.

Doit-on hésiter un instant à se faire traiter lorsque les tumeurs hémorrhoïdales, par leur volume, leur nombre, leur siége, ou toute autre circonstance, produisent une gêne considérable, une constipation opiniâtre, et, par suite, des troubles graves dans les fonctions digestives?

Enfin, combien les tumeurs hémorrhoïdales ne sont-elles pas sujettes à l'étranglement, malgré les précautions les plus minutieuses de tous les jours, malgré les moyens les plus énergiques pour prévenir, pour combattre ce accident? Nous terminerons en disant que le prolapsus du rectum (*chute du fondement*), conséquence fatale de l'affection hémorrhoïdale ancienne, dégénérée, détermine par sa présence des troubles énormes à l'accomplissement des fonctions de la vessie, du vagin, de la matrice.

Enfin, entre ces trois données :

1° Innocuité de la suppresssion des hémorrhoïdes,

2° Dangers de conserver l'affection hémorrhoïdale,

3° Traitement prompt, énergique, facile,

Le doute, l'inaction sont-ils permis?

A vous, lecteur, de comparer, de juger.

XIII

TRAITEMENTS

La grande question est celle du traitement.

Deux traitements sont en présence : ou le traitement chirurgical, traitement cruel, barbare, atroce, il est vrai, mais, nous devons le dire, *traitement nécessaire*, dernière planche de salut, lorsque les hémorrhoïdes dégénérées sont devenues cancéreuses, lorsque la désorganisation menace la vie; ou le traitement *par les préparations de scordium*,

traitement *préventif*, *curatif*, traitement facile à observer en toutes circonstances, et nous oserions même dire agréable.

Le traitement des complications indépendamment *des préparations de scordium*, réclame encore les moyens rationnels de la médecine ordinaire, pour remédier aux accidents que produisent les affections hémorrhoïdales.

Nous consacrerons un chapitre particulier à ces trois traitements, en les passant successivement en revue.

XIV

TRAITEMENT CHIRURGICAL

Tout en étant intimement persuadé que l'on peut, d'une manière utile et sûre, appliquer *les préparations de scordium* aux différentes phases des affections hémorrhoïdales; tout en étant persuadé que cette médication, sagement employée en temps convenable, peut non-seulement guérir, mais encore prévenir les accidents auxquels expose cette maladie, nous n'en ferons pas moins ici, en quelques mots, l'historique du traitement chirurgical. En effet, s'il est vrai de dire que les moyens chirurgicaux, entre des mains habiles, expérimentées, peuvent présenter les plus grands dangers, il est vrai de dire aussi que dans des cas désespérés de dégénérescence cancéreuse, de désorganisation de la vie, d'imminence de mort, il n'existe plus que cette planche de salut... *ultima ratio.*

Pour les hémorrhoïdes dégénérées, on a employé bien des procédés; tout *l'arsenal chirurgical* a été mis en jeu. Chaque chirurgien préconise sa méthode, peint, éclaire son tableau, en faisant ombre, bien entendu, de la méthode non moins cruelle de son devancier.

Ces méthodes chirurgicales employées jusqu'ici sont :

1° L'incision ;
2° La récision ;
3° La compression ;
4° La ligature ;

5° Les caustiques { fer rouge, caustiques de Vienne, potasse caustique, etc. l'électricité ;

6° L'écrasement linéaire.

Voyez venir les pauvres malades, réclamant les secours de la chirurgie, ils peuvent à peine se traîner tant ils sont épuisés par des hémorrhagies considérables, alternant avec des diarrhées abondantes ou écoulements de pus qui simulent la diarrhée. Toutes les ressources de l'art médical, de l'art pharmaceutique, ont été employées. Lavements appropriés, laudanum, ratanhia, voire même le perchlorure de fer, utilisés et successivement délaissés, on s'aperçoit, mais trop tard de leur inefficacité.

Que faire à cette terrible affection ?

Les topiques, *la compression*, *la ligature*, les caustiques, seraient impuissants ; on ne peut songer un seul instant à pratiquer l'excision. Le temps presse, le malade ne saurait supporter plus longtemps toutes ces pertes de sang, de pus, de mucosités, il faut recourir à un moyen, prompt, énergique, qui supprime le mal à l'instant. Sera-ce *la ligature*, *l'incision*, *l'excision?* Mais ce serait peine inutile que de s'appliquer à démontrer que l'on doit à tout jamais renoncer à l'excision, à la ligature des tumeurs hémorrhoïdales. L'expérience et les faits se sont de plus en plus prononcés contre ces moyens. Des hémorrhagies foudroyantes, des phlébites consécutives de la plus grande gravité, des accidents nerveux fort redoutables ont convaincu les plus incrédules des dangers attachés à ces modes de traitement, aujourd'hui délaissés. La saine pratique rangerait au nombre des chirurgiens imprudents ou arriérés ceux qui attaqueraient désormais des tumeurs hémorroïdales avec le bistouri, les ciseaux ou la ligature. La compression partielle ou totale est aujourd'hui à peu près abandonnée.

Restent les caustiques : celui de Filhos, la pâte de Canqoïn, celle de Vienne, la potasse caustique, la solution concentrée d'azotate d'argent, le cautère actuel ou le fer rouge.

Non-seulement les caustiques sont tout aussi douloureux, aussi impuissants que l'instrument tranchant, mais de plus ils sont *inintelligents*. Le bistouri, les ciseaux obéissent toujours à l'intelligence, à la main qui les conduit. En est-il de même des caustiques minéraux? non ; le chirurgien en surveille moins bien l'action. Le caustique, plus ou moins liquide, va, va, détruisant, désorganisant, brûlant tout ce qu'il touche, fusant au loin, comme la potasse caustique, passant à côté du tissu malade, pour aller attaquer des parties saines. Il est vrai que, pour l'application des caustiques, on a employé des procédés très-ingénieux, *de charmants instruments,* mais qui n'en exposent pas moins les malades à de sérieux accidents. La constriction du mors de la pince, l'action du caustique en contact avec le pédicule ou la base de la tumeur, déterminent une inflammation qui de ces parties peut s'étendre à la muqueuse intestinale, encore saine, et devenir la source de rétrécissement de l'anus, d'inflammations, de résorptions purulentes mortelles. Témoin les deux observations suivantes que rapporte M. le professeur Roux (*Union médicale,* 1853).

1re OBSERVATION.

Hémorrhoïdes internes depuis vingt ans; cautérisation circulaire des pédicules; mort par résorption purulente.

Au lit 80 de la salle des blessés de l'hôpital de Brest, était couché le nommé Pecret, âgé de quarante-cinq ans, d'un tempérament lymphatique et d'une assez forte constitution; il était depuis vingt ans atteint d'hémorrhoïdes internes volumineuses, qui gênaient la défécation et causaient de très-vives douleurs. Dans les grands efforts, celles-ci franchissaient l'ouverture anale, s'étranglaient en quelque sorte et s'offraient alors sous la forme de quatre tumeurs pédiculées, deux fessières droites, deux fessières gauches, du volume d'une grosse noisette chacune, d'un rouge foncé.

Le 4 juin 1852, leur pédicule fut saisi et serré à l'aide de deux pinces *porte-caustique* de M. Amussat. L'application du caustique de Vienne dura six minutes, pendant lesquelles un jet d'eau fut dirigé sur les parties, pour entraîner et dissoudre les parcelles de pâte échappées de la cannelure des pinces; une injection froide fut poussée dans le rectum, et le malade placé immédiatement dans un bain de siége.

Cette opération, pratiquée sans le secours de l'éthérisation, ne fut pas très-douloureuse, et le malade la supporta bien.

Le lendemain, les tumeurs étaient sensiblement noirâtres ; il y avait de la douleur dans l'anus et dans le canal de l'urètre, au moment de l'émission des urines.

Les jours suivants, les souffrances continuèrent à un moindre degré ; les tumeurs se flétrirent et se détachèrent complétement le 10. Pendant tout ce temps, le malade fut mis à la demi-ration et à l'usage des bains de siége et des lavements émollients.

Du 11 au 18, le mieux fut plus grand encore ; les douleurs cessèrent ; la défécation facile ne provoqua qu'une seule fois l'écoulement de quelques gouttes de sang, et il ne restait plus qu'un gonflement modéré au bourrelet marginal de l'anus. Le malade n'avoit jamais eu la fièvre un seul instant, et la guérison semblait désormais assurée, lorsque, le 18 au matin, l'opéré fut pris d'un frisson violent, prélude d'un accès qui dura vingt-quatre heures. Ces redoutables accès de fièvre se renouvelèrent presque tous les jours, malgré l'emploi immédiat et continu du sulfate de quinine à la dose d'un gramme.

Le malade succomba le 30 juin, vingt-six jours après l'opération.

IIe OBSERVATION.

Hémorrhoïdes internes volumineuses; cautérisation circulaire des pédicules; mort par résorption purulente.

Depuis plusieurs années, le nommé Tomba, âgé de quarante-quatre ans, était atteint d'hémorrhoïdes internes qui gênaient la marche, rendaient la défécation difficile, et qui, s'échappant au dehors, formaient une tumeur d'un rouge livide, saignante et très-douloureuse. Plusieurs fois ce malade était entré à l'hôpital pour cette affection, qui lui rendait la vie insupportable.

Le 24 novembre 1852, Tomba fut opéré sans éthérisation préalable; les hémorrhoïdes, saillantes à l'extérieur, furent saisies à leur pédicule à l'aide de deux pinces porte-caustique, qui restèrent appliquées pendant sept minutes. Le jet continu d'eau froide calma la douleur, qui cessa dans un bain de siége.

Tout se passa bien jusqu'au 1er décembre, les tumeurs hémorrhoïdales s'étaient détachées, la défécation et l'excrétion urinaire se faisaient sans souffrance; il n'y avait jamais eu de fièvre, et le malade, qui n'avait cessé d'être dans un état des plus satisfaisants, était toujours resté à la demi-ration.

Le 2, à 4 heures du matin, un frissonnement violent apparut tout à coup et fut suivi d'une chaleur intense et d'une sueur abondante; le malade se plaignit de coliques. —

Bouillon, vin sucré, sulfate de quinine, 1 gramme 50 centigrammes

Les jours suivants, la fièvre continua avec des exacerbations irrégulières, que le sulfate de quinine ne modifia que faiblement ; la soif resta vive, la langue sèche, le pouls petit, l'oppression continue, ainsi que la chaleur de la peau ; il y eut quelques vomissements, quelques crachats rouillés ; enfin la prostration alla en augmentant, et le malade succomba le 19 au matin, six jours après avoir été opéré.

CAUTÈRE ACTUEL OU FER ROUGE.

Ce moyen, dernier effort que l'on puisse, que l'on doive tenter lorsque la vie est gravement compromise, expose, néanmoins, à une foule de dangers.

Le manuel opératoire, rappelant les scènes d'inquisition du moyen âge, n'est-il pas lui-même effrayant? Que devient le pauvre patient en présence de fourneaux remplis de charbons ardents, en présence de marteaux, de tenailles, de pinces à dissection, et cela avec six aides *seulement*, employés, les uns à aviver le feu, les autres à passer les fers rouges? Aussi voit-on souvent les malades tomber dans un délire nerveux, dont on a peine à les retirer.

Nous ne parlerons pas des brûlures de la peau des fesses, du ténesme vésical, de la rétention d'urine, des hémorrhagies, de l'inflammation, de l'engorgement des ganglions inguinaux, du rétrécissement de l'anus, suites fatales de l'application du feu. L'hémorrhoïdaire peut s'estimer heureux lorsqu'il échappe à la mort à ce prix.

ÉCRASEMENT LINÉAIRE.

Cet ingénieux procédé de section, de division, imaginé dans ces dernières années par M. Chassaignac, agit en écrasant, en divisant les tissus à l'aide d'une pression considérable, c'est une sorte de contusion forte, rapide, qui sépare les parties malades des parties saines. Ce procédé nouveau, tout aussi douloureux que ceux passés primitivement en revue, s'il était à la portée de tous les chirurgiens, exposerait peut-être à moins d'hémorrhagies, car il donne peu ou pas de sang; mais, outre qu'il est difficilement applicable, maniable, c'est encore une invention trop récente pour qu'il soit permis de porter un jugement sur les résultats acquis.

XV

TRAITEMENT

PAR LES PRÉPARATIONS DE SCORDIUM

Nous avons essayé d'esquisser, d'indiquer rapidement les différents moyens opératoires imaginés pour guérir l'affection hémorrhoïdale. Si nous avons abordé sommairement ce sujet, c'est que la peinture, le tableau sont, à notre avis, par trop sombres pour y jeter des lueurs qui en éclaireraient davantage la triste réalité. Nous avons essayé de faire passer notre conviction profonde dans l'esprit de nos lecteurs ; nous avons voulu surtout qu'il fût bien établi, bien évident pour chacun, et cela non d'après notre expérience, mais sur l'avis unanime des chirurgiens les plus distingués, que *la suppression des hémorrhoïdes n'est qu'un mot, qu'un préjugé*, dont le temps a fait aujourd'hui justice. Cette opinion est appuyée sur des faits si concluants, si palpables, que l'ignorance ou une ignoble spéculation seules pourraient s'insurger contre la majorité des chirurgiens, dont les noms ont fait et font encore la gloire des temps passés et présents.

Eh bien ! cette affreuse maladie, cette infirmité si commune, dont on ne triomphait autrefois qu'à l'aide de moyens douloureux, incertains, souvent suivis de mort, peut aujourd'hui être combattue, jugulée par une médication végétale naturelle, facile, et, par-dessus tout, nous dirons exempte de dangers. Quelques pilules, quelques tasses d'infusion de poudre de scordium composée, et il n'est plus question d'hémorrhoïdes ; les douleurs, l'hémorrhagie ont disparu comme par enchantement. La joie, l'espérance, renaissent dans le cœur du pauvre malade. Quelques semaines de ce traitement déjà si efficace, et les accidents redoutables des hémorrhoïdes dégénérées ne sont plus à craindre. La guérison est parfaite. Vous doutez? essayez; trois ou quatre jours au plus du traitement vous auront bientôt édifié sur sa valeur. Cette médication est simple, naturelle, jouissant d'une innocuité complète. Essayez ; vous risquez, tout au plus, de perdre trois ou quatre jours. Combien de traitements infructueux ont été et sont encore suivis avec un soin, une constance dignes d'un meilleur sort, et cela pendant des semaines, des mois entiers !

Le doute, l'hésitation, ne sont plus permis ; entre une perte de temps de quatre jours et la guérison, nous oserions dire certaine, le choix est tout indiqué.

Lorsque les hémorrhoïdes enflammées donnent lieu soit à des douleurs avec ou sans hémorrhagie, soit à un écoulement de mucosités filantes, de matières quelconques, on fait usage matin et soir : le matin deux heures avant de manger, et le soir trois heures après avoir mangé, de deux à quatre pilules de scordium (deux pilules au début) ; immédiatement après les pilules, on prend une tasse d'infusion de poudre de scordium sous forme de thé, matin et soir également. Il est un point essentiel sur lequel nous insistons, c'est le mode de préparation du thé de poudre de scordium composé. Ainsi, dans une tasse, une théière, un vase quelconque en grès, porcelaine, faïence ou terre, *mais jamais en métal,* on jette la mesure à prendre, puis on ajoute un bol d'eau bouillante, en ayant soin de bien recouvrir le vase, après une demi-heure d'infusion, on incline doucement le vase pour tirer à clair, on sucre et l'on boit.

Continuer de cette manière jusqu'à parfaite guérison. S'il existe au pourtour de l'anus, ce qui est, du reste, assez fréquent, quelques tumeurs, fissures ou boutons, accompagnés ou non de suppuration, il est indispensable de faire, matin et soir, sur ces parties, une onction légère, avec gros comme un petit pois vert, une lentille, de *la pommade de bourgeons de peuplier au scordium.* Cette pratique procure un calme immédiat, et, sous l'influence de ces moyens combinés, se flétrissent bientôt, pour disparaître complétement, les tumeurs ou tubercules les plus volumineux.

Voilà tout le traitement simple, naturel, à la portée de tout le monde (1) ; il procurera infailliblement une guérison à l'abri de récidives fâcheuses en un laps de temps plus ou moins long, suivant que la maladie est de date récente ou ancienne.

(1) Nous disons à la portée de tout le monde, car, selon notre habitude, sur la recommandation de MM. les ecclésiastiques, maires ou administrateurs des bureaux de bienfaisance, nous nous empresserons toujours de mettre à la disposition des pauvres tout ce dont ils pourraient avoir besoin.

XVI

TRAITEMENT

DES COMPLICATIONS

—

Ces complications sont :

1° *Le gonflement des tumeurs.*

Ce gonflement tient à ces causes différentes ; il peut être le résultat d'une congestion active ou bien d'une simple compression mécanique, sans mouvement fluxionnaire.

Cette distinction est très-importante au point de vue de l'emploi des moyens thérapeutiques. Quelques médecins conseillent l'emploi de sangsues sur les tumeurs même. Cette pratique a des inconvénients qui peuvent devenir graves. Les piqûres de sangsues, très-douloureuses puisqu'elles sont appliquées sur une tumeur enflammée, peuvent avoir pour conséquences ou l'hémorrhagie, qu'il n'est pas toujours facile d'arrêter, ou la phlébite (l'enflammation des veines).

Stoll, dit positivement (et il n'est pas de praticien un peu avancé en âge qui n'en ait quelques exemples par devers lui) que, si l'on applique des sangsues sur une tumeur enflammée, on la fait tomber en suppuration. Les sangsues, si l'on devait y avoir recours, si les circonstances les réclamaient impérieusement, devront toujours être appliquées à quelque distance de la tumeur.

On pourrait employer les ventouses, que l'on appliquerait alors entre les deux épaules comme moyen révulsif.

Les bains de siége frais, les fomentations

émollientes, seront d'une grande utilité. La diète est parfois nécessaire ; les boissons acidules gazeuses ; rafraîchissantes, telles que limonades, eau de Seltz, sirop de groseille, de vinaigre framboisé, d'orgeat, pourront être associées au traitement par les préparations de scordium.

Un médicament nouveau, le collodion a été dans ces derniers temps employé avec succès en application sur les tumeurs hémorrhoïdales enflammées.

Le gonflement des tumeurs hémorrhoïdales sans inflammation violente, est en général le résultat d'une compression.

La première indication à remplir est de combattre la cause de la compression : si elle est due à une tumeur de la prostate, de la vessie, à une grossesse (cause fréquente d'hémorrhoïdes chez la femme), les antiphlogistiques, les bains, les remèdes émollients seront d'un grand secours ; mais si comme cela arrive le plus souvent, cette compression n'est que le résultat d'une constipation opiniâtre, on devra surtout combattre cette dernière à l'aide de purgatifs doux, tels que l'huile de ricin, limonade purgative au citrate de magnésie, eau de Sedlitz ; on obtiendra encore facilement, je pourrais dire *agréablement*, la liberté du ventre au moyen du biscuit purgatif à la scammonée, de notre jeune et laborieux confrère M. Meynet, pharmacien à Lyon. Cette indication remplie, on pourra, au moyen de pressions douces, continues, ramener les tumeurs à leur volume normal.

Les lavements froids, astringents, toniques, les applications de glace, faciliteront beaucoup la réduction. Pour empêcher l'accident de se reproduire, le malade devra éviter la cause qui l'a produit, en maintenant le ventre libre, en évitant la marche et les stations debout prolongées.

2° *La douleur.*

Si la douleur est produite par le gonflement des tumeurs, on suivra le traitement ci-dessus. Mais il existe quelquefois des douleurs indépendantes de tous gonflements, et qui ont lieu, quoique les tumeurs aient leur volume normal, sans la moindre trace d'inflammation. Ces douleurs se rencontrent surtout chez les personnes nerveuses; elles ont souvent une violence telle, qu'elles exigent alors une médication spéciale. Cette médication consiste surtout en cataplasmes opiacés, pommades, lotions narcotiques, en embrocations sur le ventre avec le baume tranquille et laudanum.

Les huiles aromatiques de laurier, de M. Macors, ont été employées avec succès dans les hôpitaux civils de Lyon. Il sera nécessaire également d'introduire dans l'anus des suppositoires au beurre de cacao, des mèches enduites de pommade belladonée. Nous avons employé avec avantage l'onguent de bourgeons de peuplier belladoné en légères applications sur le sphincter anal.

3° *Le prolapsus (la chute) des tumeurs internes du rectum.*

La muqueuse intestinale est naturellement peu adhérente à la portion inférieure du rectum. Si donc les fibres du sphincter sont relâchées, parce que le malade est débilité, affaibli, parce que lesdites fibres du sphincter ont fini par céder au poids des hémorrhoïdes qui pèsent constamment sur elles, les tumeurs, en sortant de l'anus, entraîneront la muqueuse avec elles. C'est une complication qui peut amener les plus graves désordres. Cette chute n'a d'abord lieu que pendant les efforts pour aller à la selle; mais bientôt les fibres du sphincter de l'anus se relâchent de plus en plus, et le malheureux malade ne peut faire un pas sans voir la chute du fondement se reproduire. Les personnes atteintes de cette infirmité marchent avec peine dans les rues; arrêtées à chaque instant par l'acuité des douleurs, on les voit, ou porter les mains à leur derrière, ou s'asseoir sur toutes les bornes, dans le dessein de faire rentrer leurs hémorrhoïdes; quelques-uns se frottent, dans le même but, contre les murailles. Mais ces moyens ne leur procurent qu'un soulagement momentané, et le retour des douleurs suit bientôt la nouvelle saillie du bourrelet. Les malades sont tellement affligés par cet état, qu'ils passent les trois quarts de leur vie dans la position horizontale.

Cette tumeur, composée des hémorrhoïdes et de la muqueuse du rectum, irritée par un frottement continuel, ne tarde pas à s'ulcérer et à donner lieu à un écoulement de pus, qui rend le malade un objet de dégoût pour lui-même. L'épithélium (membrane fine de l'intestin) des tumeurs s'enlève, ce qui occasionne des douleurs incessantes; enfin, il peut se déclarer une hémorrhagie mortelle si on ne l'arrête pas au plus vite.

La chute du rectum est donc un accident grave, qu'il faut combattre, qu'il faut empêcher de se reproduire. On remédiera au relâchement des fibres anales à l'aide de lavements froids, de lavements avec le cachou, le rathania. Après avoir réduit doucement la tumeur avec les doigts enduits de pommade de bourgeons de peuplier, il faudra maintenir la tumeur réduite à l'aide d'une compresse légère, mais continue. Un plumasseau de charpie, quelques compresses de toile fine et un bandage en **T** suffisent le plus ordinairement. Un moyen bien simple, un remède de bonne femme, nous a rendu de grands services pour calmer les douleurs atroces produites par la chute du rectum : il s'agit tout simplement de délayer dans un verre d'eau deux ou trois cuillerées de mélasse et de boire ; on peut répéter cette opération deux ou trois fois dans la journée. Comment cela agit-il ? nous n'en savons rien. *(Cur opium facit dormire ?)* Mais ce qui est certain, c'est que ce moyen réussit souvent. En tout état de cause, il est rigoureusement nécessaire de continuer le traitement par la poudre et les pilules de scordium.

Ce traitement *seul*, quelles que puissent être les complications, doit infailliblement procurer du calme d'abord, puis la guérison.

4o *Étranglement.*

L'étranglement ne se produit que sur des tumeurs hémorrhoïdales qui, d'internes, deviennent externes, et se trouvent étranglées, soit par l'augmentation de leur propre volume, soit par suite d'une contraction violente, spasmodique, du sphincter de l'anus.

Pour faire disparaître l'étranglement, il faut opérer la réduction, ce qui n'est pas toujours facile, surtout lorsque l'étranglement existe depuis quelque temps. Avant de réduire, on vide l'intestin, soit au moyen de lavements simples ou huileux, soit au moyen d'un lavement purgatif. Si le gonflement des tumeurs est trop considérable et ne permet pas l'introduction de la canule de la seringue, on réduit alors la tumeur avec les doigts, préalablement imprégnés d'une couche d'onguent de bourgeons de peuplier belladoné. Cette réduction se fait à l'aide de pressions douces, de dehors en dedans. Continuer le traitement par les poudres et pilules de scordium.

5° *Gangrène, hémorrhagie.*

L'hémorrhagie, la gangrène peuvent encore être le résultat de l'ulcération des tumeurs hémorrhoïdales. Dans ces tristes circonstances, on pourra parer aux premiers accidents par des applications froides d'une macération de poudre de scordium ; mais il est indispensable d'appeler le médecin dans lequel on a confiance, pour arrêter les accidents de la gangrène et de l'hémorrhagie.

XVII

HYGIÈNE, PROPHYLAXIE

—

Dans l'état de maladie, les repas auront toujours lieu à heure fixe, invariable. Dans leur composition entreront surtout les bouillons ou potages gras, les viandes rôties ou grillées, sans exclusion, néanmoins, de poissons d'eau douce ou de mer; on peut y joindre des légumes frais et de digestion facile. Les légumes secs : haricots, fèves, lentilles, les choux, seront impitoyablement proscrits, car, outre leur digestion laborieuse, ils présentent *trop d'inconvénients.* Tous les jours, trois heures au moins après le dernier repas, prendre un demi-lavement à l'eau froide. Un peu d'exercice régulier, quotidien, sera fort utile, à moins que l'on n'éprouve trop de douleurs à l'anus ou qu'il n'y ait prolapsus (chute) du fondement.

Dans tous les cas, on s'abstiendra de monter à cheval; il sera bon de coucher sur le crin, sur la paille ou, mieux, sur un sommier élastique approprié, bien conditionné.

Le sommier élastique, mais un peu dur néanmoins, nous paraît réunir tous les avantages désirables.

On fera bien de rester le moins possible sur le dos étant au lit. Les siéges dont on se sert habituellement seront élastiques et légèrement convexes, afin de soutenir la région anale. Il faut faire usage aux repas d'un peu de vin vieux de Bordeaux, que l'on coupera soit avec l'eau de Vichy, soit avec l'eau de Saint-Yorre, sources voisines de celles de Vichy, et plus riches en principes minéralisateurs, ou mieux encore avec de l'eau (1 litre) dans laquelle on fait fondre quelques grammes de sels naturels de Saint-Yorre ou de Vichy (sels de Larbaud).

Nous insisterons un peu sur l'emploi des boissons alcalines; ces dernières jouissent d'une action remarquable dans les affections hémorrhoïdaires, en diminuant la tendance aux congestions, soit directes du côté des vaisseaux hémorrhoïdaux, soit sympathiques du côté du cerveau. S'il existe de la constipation, ce qui arrive assez constamment, on la combattra à l'aide de lavements à l'eau de son, additionnés de quelques cuillerées d'huile d'olive ou de gros miel (miel de Bretagne).

Enfin, on persévérera dans le traitement par le scordium, jusqu'à ce que tous écoulements sanguins ou autres aient cessé, jusqu'à ce que les tumeurs hémorrhoïdales soient complétement flétries.

Dans l'état de santé on doit toujours avoir

le soin de tenir le ventre libre; et, pour cela, on prendra, de temps en temps, au moment de se coucher, une cuillerée à café de magnésie calcinée, dans un peu d'eau sucrée ou un demi-*biscuit Meynet*, deux à trois heures après le repas. On emploiera encore avec avantage l'huile de ricin ou quelques verres d'eau de Sedlitz, de limonade purgative au citrate de magnésie.

On fera également usage de trois bains de siége frais, par semaine, dans lesquels on restera vingt minutes à peu près.

L'aloès, les purgatifs à formule occulte, pilules diverses, qui, presque toujours, contiennent de l'aloès, seront à tout jamais bannis, car, si je puis me servir de cette expression qui rend bien ma pensée : *les hémorrhoïdes sont filles de l'aloès.*

Il faut toujours se présenter au cabinet à heure fixe, invariable, que l'on éprouve ou que l'on n'éprouve pas de besoins, et surtout s'abstenir d'efforts violents pour aller à la selle.

A l'aide de ces simples précautions, et par l'usage, en temps opportun, *des pilules et poudres de scordium composées, de l'onguent balsamique anti-hémorrhoïdal*, on évitera, et c'est là notre conviction profonde, on évitera, disons-nous, d'une manière certaine, les fâcheuses complications auxquelles les hémorrhoïdes donnent si souvent lieu.

FIN.

TABLE

Pages.

Paris. — Typ. Morris et Comp., rue Amelot, 64.

PARIS. — IMPRIMERIE MORRIS ET COMPAGNIE
Rue Amelot, 64.

www.ingramcontent.com/pod-product-compliance
Ingram Content Group UK Ltd.
Pitfield, Milton Keynes, MK11 3LW, UK
UKHW020256220726
13923UKWH00002B/943

9 782019 283582